AF573478

FACULTÉ DE MÉDECINE DE PARIS.

CONTRIBUTION A L'ÉTUDE

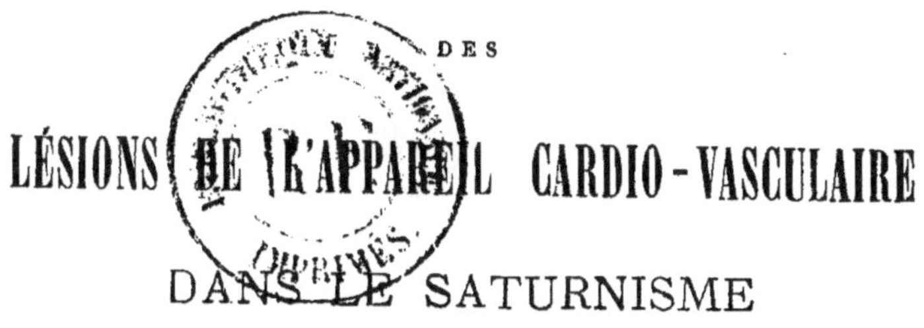

DES

LÉSIONS DE L'APPAREIL CARDIO-VASCULAIRE DANS LE SATURNISME

THÈSE

POUR LE DOCTORAT EN MÉDECINE

Présentée et soutenue

PAR

Léon ROBLOT,

Docteur en médecine de la Faculté de Paris,
Ancien interne des hôpitaux de Besançon,
Lauréat de l'École de cette ville,
Médecin-stagiaire au Val-de-Grâce.

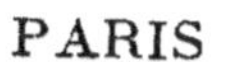

PARIS

A. PARENT, IMPRIMEUR DE LA FACULTÉ DE MEDECINE

29-31, RUE MONSIEUR-LE-PRINCE, 29-31

1877

Th
Paris
6604

A MON PÈRE ET A MA MÈRE

Témoignage de piété filiale et de profonde reconnaissance.

A MON FRÈRE

A mon oncle et parrain :

M. L. COURLET

Proviseur honoraire du lycée de Besançon.

A ma tante :

MADAME VEUVE BOUDOT

Et à mon cousin :

CH. BOUDOT

A MON ONCLE ET A MA TANTE MILLOT

A MES COUSINS ET COUSINES

A M. LE DOCTEUR BORNIER

Professeur à l'Ecole de médecine de Besançon.
Témoignage d'affection et de reconnaissance.

A MES AMIS

A MES PREMIERS MAITRES DE L'ECOLE
DE BESANÇON

A mon excellent maître :

M. LE DOCTEUR AUG. OLLIVIER

Professeur agrégé à la Faculté de médecine de Paris,
Médecin de l'hôpital Lariboisière.
Hommage de respect et reconnaissance.

A mon président de thèse :

M. LE PROFESSEUR JACCOUD

CONTRIBUTION A L'ETUDE

DES

LÉSIONS DE L'APPAREIL CARDIO-VASCULAIRE

DANS LE SATURNISME

AVANT-PROPOS.

Je me propose dans ce travail de jeter une vue d'ensemble sur les diverses lésions que le saturnisme engendre du côté du cœur et des vaisseaux.

Ces lésions n'ont commencé à être connues que depuis fort peu de temps. Andral dans sa clinique ne dit rien à ce sujet, quoiqu'il cite plusieurs observations bien nettes de lésion cardio-vasculaires dues au saturnisme. Tanquerel des Planches dans son traité si remarquable des maladies de plomb, Grisolle dans son traité de pathologie interne ne les mentionnent pas. Beau a signalé la fréquence de l'hypertrophie dans le saturnisme. C'est à M. Duroziez que revient l'honneur d'avoir appelé un des premiers l'attention des médecins sur une question si intéressante.

Je n'ai pas la prétention d'avoir dans ce travail tracé complètement l'histoire de ces affections cardio-vasculaires ; ce que j'ai cherché surtout, c'est à réunir en un seul tout les quelques connaissances éparses que nous avons sur ce sujet, de façon à en faire ressortir les points les plus saillants.

La difficulté de la tâche que je me suis imposée sera, je l'espère, une excuse à l'imperfection de mon travail et une circonstance qui me permet de réclamer la bienveillance de mes juges.

Je dois ici adresser mes plus vifs remerciements à mon cher et vénéré maître Aug. Ollivier qui a bien voulu m'inspirer l'idée de ce travail ; qu'il me soit permis de le remercier auss de l'intérêt qu'il m'a toujours porté et de lui témoigner l'assurance de ma profonde reconnaissance.

Considérations générales sur les cardiopathies d'origine saturnine. — Leur fréquence. — Parmi les manifestations si variées du saturnisme chronique sur notre économie, les troubles pathologiques de l'appareil cardio-vasculaire et principalement les lésions organiques du cœur n'ont été signalés que très-tard à l'attention des médecins, et ainsi que la plupart des faits récemment connus, leur histoire laisse encore beaucoup à désirer. Si nous sommes édifiés aujourd'hui sur le fait de leur existence, les diverses particularités de leur histoire nous échappent pour le plus grand nombre.

Aussi est-il difficile de se prononcer d'une façon rigoureuse sur leur fréquence ; l'ignorance dans laquelle on a été si longtemps sur leur existence fait que les renseignements sur la fréquence de leur apparition, ainsi que les statistiques à ce sujet, sont à peu près nuls et ne permettent pas de se prononcer d'une manière catégorique. « Les altérations, dit Leudet (1), de l'appareil de la circulation sont fréquentes chez

(1) Clinique médicale de l'Hôtel-Dieu de Rouen, 1874.

les saturnins ; les formes qu'elles revêtent en rendent la diagnostic difficile, aussi demeure-t-on souvent incertain pendant la vie du malade sur leur existence ; cette difficulté provient de ce fait que la lésion du cœur consiste souvent en une altération des muscles sans lésions valvulaires avec ou sans dégénérescence athéromateuse des artères ; d'une autre part il est fréquent chez ces mêmes individus en dehors de toute affection organique, comme concurremment avec elle, de constater des bruits vasculaires dits inorganiques ; tous les pathologistes ont indiqué l'existence de ces bruits vasculaires même à une époque peu avancée de l'intoxication saturnine. »

En outre de ces motifs qui influent beaucoup sur la connaissance de ces cardiopathies, comme la pathogénie des affections du cœur est très-complexe, il est fréquent de rencontrer diverses causes réunies chez le même individu et surtout chez les malades qui nous intéressent ; en effet les individus les plus éprouvés par le saturnisme font sans contredit partie généralement de la classe ouvrière ; or, n'est-ce pas dans cette classe que l'on rencontre également les autres causes capables de produire des cardiopathies, je veux dire l'alcoolisme et le rhumatisme ? D'ailleurs Garrod (1), en signalant la fréquence de la goutte chez les saturnins, a encore apporté un nouvel élément à cette question d'étiologie, car dès lors la cardiopathie est auss justiciable de la goutte que de l'intoxication saturnine : en effet, la goutte tout en déterminant des lésions cardiaques favorise aussi la formation de plaques athéromateuses dans les artères, et comme celles-ci ont à leur tour sur l'hypertrophie du cœur une influence pathogénique incontestable, on peut se demander à juste titre, si ces lésions cardiaques ne sont pas dues à la goutte.

(1) La goutte, sa nature, son traitement et le rhumatisme goutteux, ch. 6. Traduct. Aug. Ollivier, avec préf. de Charcot.

Cependant il existe des cas bien nets, irréfutables de cardiopathies dues au saturnisme chronique, quand les malades qui en sont porteurs ne présentent absolument que l'intoxication saturnine qui puisse rendre compte de cette affection; ce sont ces cas là seuls que l'on devra faire valoir si l'on veut chercher à se rendre compte de la fréquence de ces affections et rejeter absolument tous les autres où il entre un autre élément étiologique capable de produire le même effet.

Il est donc très-difficile, la plupart du temps, de se prononcer, en présence de la réunion de ces diverses causes chez le même individu,et de déterminer la part qu'il faudra faire au Plomb.

Toutefois je trouve dans Leudet la statistique suivante très-intéressante au point de vue qui nous occupe. Sur 184 individus atteints d'intoxication saturnine chronique, 24 ont succombé; les causes de mort de ces 24 se subdivisent ainsi : lésions organiques du cœur 17 cas ; néphrite albumineuse 2 cas ; gangrène du poumon, 2 cas ; tuberculose pulmonaire, 2 cas ; cirrhose du foie, 1 cas. En analysant les cas qui ne sont pas terminés par la mort, on rencontre chez 8 de ces malades les signes cliniques d'une anomalotrophie du cœur, ce qui porte à 25 le nombre des cas d'affections du centre circulatoire sur 184 observés. On voit d'après cette statistique combien sont fréquentes les affections du cœur dans la saturnisme chronique, et la large part qu'elles revendiquent dans la mortalité due à cette intoxication.

Hypertrophie du cœur dans le saturnisme. — Les lésions du cœur qui surgissent dans le cours de l'intoxication saturnine peuvent être entièrement comparées aux divers types d'affections cardiaques que nous connaissons ; les circonstances étiologiques semblent seules établir une distinction ;

nous rencontrerons donc ici les divers phénomènes produits par l'altération du jeu des valvules du cœur.

Ce que je tiens à signaler d'abord, c'est la forme essentiellement chronique qu'affectent les diverses lésions de l'appareil circulatoire quand elles sont dues au Plomb.

Cependant il est une forme parmi ces affections cardiaques qui prime toutes les autres par sa fréquence, soit qu'on le rencontre seule, soit accompagnée d'autres lésions cardiaques : je veux parler de l'hypertrophie du cœur. Tous les auteurs qui se sont occupés des cardiopathies saturnines ont eu occasion d'observer cette lésion et de la signaler.

Beau (1) déjà avait fait remarquer la coïncidence de l'hypertrophie du cœur avec le saturnisme. Andral (2), avait aussi été frappé de la dyspnée fréquente qu'il rencontrait chez les saturnins, mais il en avait fait une simple remarque, quoique parmi les affections saturnines terminées par la mort, citées dans sa clinique médicale, on trouve qu'un malade mourut de rupture de l'aorte, un autre d'une hémorrhagie cérébrale et que deux autres présentèrent à l'autopsie les lésions anatomiques d'une hypertrophie du cœur. Dans presque toutes les observations de cardiopathies saturnines que j'ai eu occasion de parcourir j'ai pu constamment remarquer la présence de l'hypertrophie soit simple, soit accompagnée d'autres lésions cardiaques. Leudet qui a étudié avec beaucoup de soin ces affections, signale comme lésion la plus fréquente l'hypertrophie du ventricule gauche avec augmentation des cavités du cœur ; cette lésion figure du reste pour le chiffre 14 dans son relevé.

L'existence et la fréquence de l'hypertrophie du cœur dans le saturnisme est donc un fait bien établi et contrôlé journellement par la clinique.

(1) Traité d'auscultation.
(2) Clinique médicale, t. II.

Voyons maintenant pourquoi dans l'intoxication plombique l'hypertrophie se manifeste de préférence aux autres lésions organiques du cœur. Plusieurs explications ont été données à ce sujet, et ici, comme partout ailleurs, la multiplicité des explicai ons indique la difficulté. Nous devons aux recherches de M. Malassez (1), une détermination exacte de l'état du sang chez les saturnins chroniques ; les globules y sont de une à deux fois moins nombreux, mais en revanche ils présentent une augmentation considérable dans leur volume, en un mot il y a macroythémie, sans toutefois que cette macrocythémie parvienne à compenser complètement l'oligocythémie ; cette augmentation dans le volume des globules sanguins, d'après Malassez, rend le sang moins fluide et les globules éprouvent nécessairement une difficulté à passer dans nos fins capillaires : de là effort plus grand de l'organe central qui s'hypertrophie. M. Potain (2) a pu conclure d'après des expériences faites avec du sérum renfermant 1 pour 1000 d'acétate de plomb, que ce sérum passait plus lentement dans les capillaires que du sérum pur ; la présence des molécules plombiques dans le sang des saturnins serait donc une cause de ralentissement du sang dans les vaisseaux. Une autre cause également invoquée dans la production de l'hypertrophie, c'est l'état spécial de rigidité dans lequel se trouvent les parois vasculaires. Kussmaul et Maïer (3) ont en effet pu constater anatomiquement la diminution du calibre des artérioles dans presque tous les organes ainsi que l'épaississement de la membrane celluleuse des vaisseaux ; Malassez fait également remarquer cet état rigide des parois des vaisseaux chez les saturnins ; c'est cette diminution dans le calibre d

(1) Recherches sur l'anémie saturnine (Société biologique, 6 déc. 1873 *Gazette médicale*, Paris, 1874).

(2) *Revue des sciences médicales*, 2e année, t. 3.

(3) Archiv. für Klin. Méd., vol. IX. Virchow's und Hirsch's Jahresb. 1872. (*In* Leudet).

(4) Cit. dans la thèse d'agrégation de Renaut. Paris, 1875.

vaisseaux qui amène l'anémie locale à laquelle M. Gubler (4), rattache les anesthésies locales de la peau dans le saturnisme.

Pour Hitzig (1), non-seulement les artérioles sont contractées sous l'influence de l'action du plomb, mais il a vu les veines superficielles du dos de la main et des avant-bras présenter des zones de contraction très-remarquables. Or, si l'on se reporte aux belles recherches de Marey (2) sur la circulation du sang, on voit que la rigidité des canaux diminue le débit quand le courant du liquide est intermittent : c'est donc là une cause certaine et puissante d'obstacle au cours du sang dans les vaisseaux, et cet obstacle amène comme conséquence fatale un effort plus grand de l'organe central de la circulation.

En dehors de ces causes directement inhérentes à l'intoxication saturnine, il faut ajouter (pour être complet) l'influence secondaire de certaines causes qui sont le résultat direct de l'intoxication saturnine, puis retentissent ensuite sur le cœur ; ce ne sont là, il est vrai, que des effets secondaires, mais comme ils émergent toujours de la même cause morbide, leur résultat (c'est-à-dire l'hypertrophie du cœur) peut toujours être rattaché à cette affection : ainsi, par exemple, l'athérome du système vasculaire, que nous allons voir être un résultat fréquent du saturnisme, est une cause certaine de l'hypertrophie du cœur (3).

Bright (4) en Angleterre, Traube (5) en Allemagne, puis le Dr Aug. Ollivier (6) en France, ont établi très-nettement par des faits la fréquence de l'hypertrophie du cœur dans le mal du

(1) Cit. dans la thèse d'agrég. de Renaut.

(2) Circulation, ch. VI.

(3) Rapport de l'hypertrophie du cœur avec les lésions athéromateuses des grosses artères. Hardy, th., Paris, 1870.—Marey, circulation ch. XXI.

(4) Tabular view of the morbid appearences in 100 cases connected with albuminous urine in Guy's Hospital Reports, vol. I, 1836, p. 396 et 397. (Cité par A. Ollivier, — Soc. de Biologie, 1864).)

(5) Ueber zusammenhang zwrischenHerz und Nierenkrankheiten. Berlin, 1856. (*In* Ollivier, *loc. cit.*)

(6) Comptes rendus et Mémoires de la Soc. de Biologie, 1864.

Bright ; peu nous importe l'explication du fait pourvu qu'il soit nettement constaté ; or, nous trouvons encore ici, pour certains cas du moins, un élément pathogénique pour l'hypertrophie depuis que le Dr Aug. Ollivier (1) a établi la fréquence de l'altération des reins dans le saturnisme. Si nous nous rapportons d'ailleurs à la statistique de Leudet que j'ai déjà citée, nous voyons que sur les 17 malades saturnins morts avec cardiopathie, 10 présentaient une atrophie des reins avec granulations à la surface du parenchyme.

En résumé, toutes les causes que je viens d'énumérer, soit qu'elles agissent individuellement, soit surtout qu'elles agissent réunies, ont un seul et même résultat, c'est-à-dire la gêne de circulation, d'où plus grande énergie dans le travail de l'organe central de la circulation et par suite hypertrophie du cœur.

Ceci nous explique facilement pourquoi l'on rencontre si souvent l'hypertrophie des parois du ventricule gauche. Ainsi donc, hypertrophie concentrique du ventricule gauche, voilà quel est le type le plus fréquent des lésions cardiaques dans le saturnisme ; presque toutes les observations où la nécropsie a été faite le prouvent nettement. Dans une de ses observations, Andral dit avoir trouvé à l'autopsie d'un saturnin un cœur de très-grandes dimensions, toutes les cavités étaient dilatées, et les parois du ventricule gauche présentaient une hypertrophie considérable.

Des autres lésions cardiaques que l'on rencontre dans le saturnisme. — De même que nous avons trouvé plusieurs causes pour expliquer l'hypertrophie du cœur, de même il est probable qu'on ne peut guère rattacher à une seule et même cause les diverses lésions des orifices qu'on rencontre dans l'intoxication saturnine. Cependant, il est assez logique de les rap-

(2) De l'albuminurie saturnine, *Archives de médecine*, 1863.

porter pour la plupart à l'hypertrophie qui se manifeste si fréquemment dans cette intoxication ; elles doivent même être souvent une déduction fatale de cette lésion primitive. Une autre cause des affections valvulaires réside dans l'athérome qui, par son extension des vaisseaux aux valvules, apporte un obstacle au fonctionnement de ces dernières. Enfin, ne peut-on pas invoquer comme troisième mode pathogénique de ces lésions une action spéciale du Plomb sur le cœur? Le plomb, en effet, attaque la fibre cardiaque comme il attaque d'autres fibres musculaires de l'économie. Kusmaul a constaté très-nettement des lésions du myocarde consistant en une rigidité de la fibre cardiaque allant jusqu'à la contracture ; ce ne serait là qu'une manifestation du plomb sur le cœur semblable à celle qu'il exerce sur le système vasculaire en général, et dont j'ai déjà parlé plus haut. On comprend facilement que cet état de rigidité des fibres du cœur altère le mode de contraction de cet organe ; aussi le sphygmographe, ainsi que l'ont prouvé les recherches de Marey et de Lorain (1), indique-t-il nettement cette altération spéciale du saturnisme chronique ; le tracé sphygmographique nous montre également la diminution considérable de force de contraction, une sorte d'affaiblissement de la musculature du cœur. Duroziez a signalé aussi la dégénérescence graisseuse du myocarde. Les lésions de l'orifice aortique semblent dues le plus généralement à l'athérome de l'aorte qui envahit progressivement les valvules sigmoïdes.

On peut rencontrer tous les différents souffles et signes des maladies du cœur avec leur signification habituelle. Cependant ici les souffles affectent souvent un mode particulier de production très-bien indiqué par Duroziez (2), et qui ne se rencontre que

(1) Etude de médecine clinique faite avec l'aide de la méthode graphique et des appareils enregistreurs.

(2) Des maladies organiques du cœur et de l'aorte et du double soufle crural d'origine saturnine. *In Gaz des hôp.* 1876, p. 580, 592, 597.

rarement dans les autres affections. Si l'on est à même de pouvoir suivre la marche complète de la maladie, on observe souvent au début de l'affection un bruit qui est purement chlorotique ; puis les claquements se dédoublent, deviennent rudes et enfin soufflants ; quelquefois on entend des frottements qu ont la rudesse péricardique ; puis, quand la guérison a lieu, on repasse par la même série de phénomènes en sens inverse et on arrive au souffle chlorotique qui, lui-même, finit par disparaître ; mais le moment précis de ce passage des bruits chlorotiques aux bruits organiques est impossible à fixer. Ce sont les valvules sigmoïdes de l'aorte et l'aorte elle-même qui donnent naissance aux phénomènes stéthoscopiques les plus appréciables : « Souvent, dit Duroziez, les bruits du cœur sont altérés, rudes, parcheminés, séniles ; les claquements, surtout le deuxième, se dédoublent ; les bruits sont successivement soufflés, parcheminés, dédoublés. »

Le premier symptôme fonctionnel d'affection cardiaque chez les saturnins consiste le plus souvent dans des palpitations ; ces palpitations sont même pendant très-longtemps le seul phénomène appréciable ; elles sont très-fréquentes parce qu'elles sont causées non-seulement par les lésions cardiaques, mais encore par l'anémie qui accompagne si souvent l'intoxication saturnine.

On peut dire d'une façon générale que les maladies de l'orifice auriculo-ventriculaire sont plutôt la conséquence de l'hypertrophie du cœur que la conséquence d'autres lésions, car ici les endocardites sont loin d'être fréquentes ; en un mot, la lésion est le résultat d'un travail mécanique (dilatation du cœur) et non d'un travail inflammatoire. Quant à déterminer le rôle que peuvent jouer dans la production de ces lésions le sang intoxiqué par le Plomb ou les troubles de myotilité du cœur, cela semble impossible, du moins avec les données actuelles de la science, on ne peut que le soupçonner. Quant aux lésions de l'orifice aortique, je le répète, leur mode de production le plus fréquent consiste dans la présence de l'athérome au niveau des valvules sigmoïdes.

De la marche des cardiopathies saturnines. — Une fois l'affection constituée, elle suit la marche générale des cardiopathies; c'est même, ainsi que nous l'avons déjà vu, une cause assez fréquente de mortalité chez les saturnins, soit que la cardiopathie existe seule, soit qu'elle se complique d'athérome qui peut à lui seul amener une terminaison fatale.

Toutefois les cardiopathies saturnines sont des affections jusqu'à un certain point bénignes, c'est-à-dire que chez les saturnins porteurs de signes bien nets de lésions organiques du cœur, les symptômes généraux de ces lésions n'apparaissent que très-lentement et généralement tard ; en un mot, la maladie semble avoir une certaine inocuité. Ce fait tient certainement au mode pathogénique essentiellement lent que revêt la lésion, car nous n'avons pas ici, comme dans d'autres affections, le rhumatisme, par exemple, un état aigu inflammatoire rapide qui entraîne tout à coup des désordres auxquels le cœur ne peut le plus souvent résister. Cette fréquence dans l'absence des symptômes généraux s'explique encore très-facilement par ce fait que c'est l'hypertrophie du ventricule gauche qu'on rencontre le plus souvent parmi les cardiopathies saturnines, et que cette hypertrophie est le plus souvent simple et sans autres lésions concomitantes ; or, les faits cliniques ainsi que le raisonnement logique du mécanisme de la circulation établissent la rareté des hydropisies et des autres symptômes généraux dans ce genre de lésions.

Cette bénignité relative des cardiopathies saturnines est encore établie par le fait suivant : souvent le saturnin est porteur d'une lésion cardiaque qu'il faut quelquefois chercher, car elle ne se manifeste à l'extérieur par aucun symptôme, d'où l'on pourrait formuler ce précepte : *quand on soigne un malade atteint d'intoxication saturnine chronique, il faut toujours s'informer de l'état du cœur.* Depuis que l'attention a été attirée sur ce genre d'affections, il arrive fréquemment de découvrir des lésions cardiaques dont on ne soupçonnait pas l'existence.

Un des grands motifs qu'on peut invoquer pour expliquer ces cas de bénignité dans les cardiopathies, c'est le mécanisme indiqué par Duroziez et dont j'ai parlé plus haut : on observe des cas où il y a régression complète de l'affection, le souffle organique repasse à l'état de souffle anémique lequel finit à son tour par disparaître. Il est permis d'affirmer que, dans ces derniers cas, la lésion cardiaque n'avait pas été engendrée par une inflammation séreuse comme dans le rhumatisme où les lésions sont incapables de subir une telle régression ; ceci vient donc à l'appui de ce que j'avançais tout à l'heure au sujet de la pathogénie de ces affections qui doivent être le plus souvent une conséquence de l'hypertrophie du cœur. On a signalé du reste chez les femmes enceintes une hypertrophie du cœur (1) qui cessait après les couches, ce qui indique bien qu'il y a des lésions de cette nature qui peuvent subir une régression complète. Si l'on attribue les lésions des cardiopathies saturnines aux modifications éprouvées par la fibre cardiaque sous l'influence de l'intoxication plombique, on peut facilement admettre que ce muscle revient à l'état normal au fur et à mesure de l'élimination du poison. Quant aux lésions des valvules sigmoïdes qui sont engendrées par l'athérome, je ne crois pas qu'elle soient susceptibles de cette heureuse terminaison.

De l'anatomie pathologique des cardiopathies saturnines. — Les lésions que l'on rencontre à l'autopsie des saturnins qui ont succombé à des lésions cardiaques sont tout à fait semblables à celles que l'on rencontre dans les affections du cœur en général. Cependant la rareté relative des autopsies de cardia-

(2) De l'augmentation de volume du cœur pendant l'état puerpéral. Duroziez. *Gaz. des hôp.* Sept. 1868.

ques saturnins ne permet pas d'être bien éclairé sur ce chapitre. Tout d'abord, je trouve signalée dans toutes les autopsies cette hypertrophie du cœur, sur laquelle j'ai tout à l'heure insisté ; cette hypertrophie occupant soit tout le cœur, soit limitée au ventricule gauche ; en tout cas, le ventricule gauche présente toutes les lésions de l'hypertrophie concentrique.

Les lésions auriculo-ventriculaires qui se rencontrent surtout à gauche, semblent consister en une altération dans les dimensions de l'orifice plutôt qu'en une altération des valvules elles-mêmes; en effet, dans plusieurs observations où l'autopsie a été pratiquée, je trouve signalées des lésions mitrales, mais sans altération aucune de l'endocarde, soit au niveau des valvules, soit au niveau des parois ventriculaires.

Quant aux altérations des valvules sigmoïdes de l'aorte, elles sont plus rares que les précédentes et sont le plus souvent dues aux lésions de l'athérome. En outre, on rencontre aussi fréquemment sur le cœur des formations fibreuses, analogues à celles que l'on rencontre à l'autopsie des saturnins sur tous les organes, cerveau, moelle, poumons, viscères abdominaux.

Il existe une altération spéciale du cœur dans le saturnisme et décrite par Kussmaul; elle consiste dans la rigidité des fibres cardiaques allant jusqu'à la contracture ; cette rigidité est, sans doute, sous la dépendance de cette influence générale qui amène également dans le saturnisme la contraction du système musculaire des artérioles.

Je trouve signalé dans le travail de Leudet un genre d'altération très-curieux dans le saturnisme, une variété tout opposée à l'hypertrophie si fréquemment signalée : c'est l'atrophie du muscle cardiaque. Kussmaul et Maïer ont indiqué parmi les diverses lésions cardiaques du saturnisme, l'atrophie histologique des fibres musculaires du cœur. Leudet rapporte des observations très-probantes de ce curieux genre de lésion :

BIBLIOTHÈQUE NATIONALE R.F. IMPRIMÉS

chez un de ses malades qui était mort hydropique, le cœur présentait une diminution très-marquée de volume des colonnes charnues du premier ordre et une atrophie assez considérable des colonnes charnues de deuxième et de troisième ordre; l'endocarde ventriculaire et valvulaire ne présentait ni lésion ni trace d'épaississement; les muscles de la paroi du cœur étaient diminués de volume. Dans une autre observation il y avait dégénérescence des fibriles du cœur, qui était accentuée surtout dans la cloison interventriculaire.

Du souffle cardiaque dans l'anémie saturnine.—Je ne ferai que signaler en passant l'anémie qu'on rencontre très-fréquemment dans le saturnisme chronique et qui amène souvent des bruits cardiaques, en tout semblables à ceux de l'anémie due à d'autres causes. Le souffle anémique précède très-souvent, ainsi que je l'ai déjà dit, les souffles organiques : cependant on le rencontre volontiers seul, et alors il est très-susceptible d'être modifié par le traitement de l'intoxication; il s'accompagne généralement de palpitations si fréquentes chez les ouvriers qui travaillent dans le Plomb. Du reste ce souffle anémique s'accompagne aussi, la plupart du temps, d'un souffle carotidien. Beau avait déjà signalé ce souffle chez les saturnins. M. Girard (1), dans un mémoire présenté à la Société médicale des hôpitaux de Paris, insiste beaucoup sur la présence de ce souffle carotidien chez les saturnins; il en indique la grande fréquence et le rattache à l'anémie consécutive à l'intoxication.

L'état du sang est en rapport avec les symptômes d'anémie qu'on constate au cœur et dans les vaisseaux : Andral et Gavarret (2) ont indiqué la diminution notable dans la quantité des globules rouges chez les saturnins; nous avons vu que

(1) De l'intoxication saturnine et de son traitement. *Bulletin de la Soc. méd. des hôp.* Paris, 1857.

(2) Altération du sang des saturnins. Hématologie.

Malassez, par son ingénieux procédé de numération, a également constaté cette diminution dans le nombre des globules rouges du sang.

De l'athérome dans le saturnisme chronique. — Nous venons de voir les lésions cardiaques engendrées par le saturnisme ; il nous reste maintenant à étudier l'action de cette intoxication sur l'appareil vasculaire ; cette action peut se résumer en un mot, c'est l'athérome.

L'athérome est loin d'être rare chez les saturnins ; il est fréquent de lui voir compliquer des lésions cardiaques dont il peut être, du reste, ainsi que je l'ai exposé précédemment, la cause (altérations sigmoïdes de l'aorte et hypertrophie suite d'athérome) ; on peut le rencontrer également seul, c'est-à-dire sans complication de lésions cardiaques.

De même que pour l'athérome dû à d'autres causes, le siége le plus fréquent de la lésion réside dans l'aorte ; mais très-souvent l'altération s'étend à tout l'arbre vasculaire. C'est là une des graves complications du saturnisme, car outre qu'elle indique déjà par elle-même une intoxication profonde, elle expose le malade qui en est porteur à tous les accidents qui peuvent survenir dans l'athérome : ainsi Andral cite une observation intéressante, où un saturnin mourut d'une rupture de l'aorte qui était athéromateuse. Leudet rapporte un cas d'hémorrhagie cérébrale, suite d'athérome des vaisseaux du cerveau chez un peintre de 37 ans. C'est donc là une chance de mort de plus à ajouter aux chances que j'ai déjà signalées à propos des altérations organiques du cœur, aussi cette lésion ajoute-t-elle une certaine gravité au pronostic général de l'intoxication.

Une remarque très-importante à faire au sujet de l'athérome chez les saturnins, c'est que cette lésion se montre le plus souvent à un âge très-peu avancé : c'est certainement, avec l'alcoolisme, la cause qui engendre le plus tôt l'athérome ; j'ai constaté ce fait dans plusieurs observations. Dans une observation (obs. I) que j'ai recueillie dans le service de M. Aug. Ollivier, il s'agit d'un jeune peintre qui, à 23 ans, présente toutes les lésions de l'athérome à un haut degré, et, si l'on songe au temps que cette lésion met généralement à s'établir à cause de sa marche essentiellement chronique, on voit dans cette curieuse obervation que l'athérome aurait débuté de très-bonne heure.

De même que pour les cardiopathies, je ne trouve ici aucun rapport entre le moment de l'apparition de la lésion et le nombre des autres accidents saturnins qui l'ont précédé ; la condition qui semble plutôt présider à l'apparition de cette altération des vaisseaux, c'est l'exposition prolongée à l'action toxique du Plomb.

L'athérome peut avoir une extension très-grande dans l'arbre vasculaire, car outre l'altération des parois des vaisseaux du cerveau et des reins qu'on rencontre le plus habituellement, dans un cas de Kussmaul et Maïer les vaisseaux de la tunique intestinale étaient atteints de dégénérescence athéromateuse. Du reste, la lésion peut quelquefois échapper à l'œil nu, mais alors on reconnaîtra facilement à l'aide du microscope qu'elle consiste au début en une péri-artérite légère.

Quant au mode pathogénique de cette lésion chez les saturnins, voici ce qu'en pense Lécorché (1) : « Il est probable que l'inflammation des artères (endartérite chronique) est le fait de l'altération du sang ; or, l'altération du sang est fréquente chez les saturnins. On sait en effet, d'après les recherches de Buchheim et Clarus, que le plomb forme des combinaisons avec l'albumine du sérum du sang, combinaisons qui doivent gêner les processus nutritifs normaux. Comment agit le sang altéré ? Ce n'est pas par contact direct, car c'est toujours

1) Thèse d'agrégation de médecine, 1869.

dans les couches profondes que se montre en premier lieu l'endartérite chronique qui procède ainsi à l'inverse de l'endartérite aiguë. »

Rosenstein (1) a cherché à établir quelle était cette action du Plomb sur les vaisseaux; ses expériences, ainsi que celles de Gasserow, tendent à démontrer que le Plomb agirait directement sur les éléments contractiles des vaisseaux.

Gueneau de Mussy (2) pense également que la cachexie saturnine peut amener des altérations de nutrition dans les parois artérielles et en provoquer la dégénérescence graisseuse; on sait, dit-il, que chez les malades atteints de colique de plomb, les artères présentent une dureté et une tension anormale regardée par Stall comme un des phénomènes importants de cet état morbide, et dont la persistance était pour lui le signe que la maladie n'était pas vaincue; cette dureté passagère ne peut guère s'expliquer que par une sorte de convulsion de la tunique moyenne.

En outre, l'intoxication saturnine chronique sert souvent de cause occasionnelle aux manifestations de la diathèse goutteuse; or, la goutte tout en déterminant des lésions cardiaques, favorise aussi la production de l'athérome dans les artères.

Du pouls chez les saturnins et dans les cardiopathies saturnines. — Le pouls chez les saturnins chroniques est toujours modifié, et ces modifications varient selon que le cœur ou que les vaisseaux sont atteints, ou bien selon l'intégrité, apparente du moins, de l'appareil cardio-vasculaire.

Un fait très-remarquable et qui a été constaté dans tous les cas où le cœur était atteint de lésions organiques, c'est l'accélération du pouls; cet état contraste d'une manière frappante avec l'état habituel de lenteur du pouls chez les saturnins, de

(1) Cit. dans Leudet.
(2) Cliniques, t. I, 1874.

sorte que chez un saturnin qui ne présenterait aucun motif d'accélération du pouls, cette accélération devrait faire craindre quelque trouble du côté de l'organe central.

Un autre phénomène qu'on rencontre fréquemment dans les cardiopathies saturnines et qui a été signalé par Duroziez, c'est l'existence dans les vaisseaux, et surtout au niveau des artères crurales, d'un double bruit de souffle intermittent, analogue à celui que Duroziez a déjà signalé dans l'insuffisance aortique, mais qui doit reconnaître une étiologie différente et probablement multiple ; il est probable, en effet, que dans les cas où il y a coexistance d'une insuffisance aortique, ce double bruit peut être rapporté à cette lésion, mais il faut dire que le plus souvent la cause de ce phénomène nous échappe.

Si les vaisseaux sont atteints d'athérome, le pouls revêt tous les caractères propres à cette lésion.

Enfin, dans les cas où il n'y a aucun signe de lésions du côté de l'appareil cardio-vasculaire, le pouls présente des caractères spéciaux très-caractéristiques, parfaitement connus et signalés, et qui sont depuis longtemps un fait acquis à la clinique : la lenteur a toujours été un caractère du pouls saturnin.

Mais le fait le plus remarquable et qui a été très-bien étudié par Marey et Lorain (1), c'est l'existence d'un tracé sphygmographique caractéristique de l'affection et qu'ils ont nommé pouls tricrote. Ce tricrotisme se rencontre toujours, il peut être très-peu accentué, mais le plus souvent sa netteté permet de le faire regarder comme un signe vraiment caractéristique de cette maladie ; sur le tracé sphygmographique, on voit que la première ondée est presque sur le même plan, de façon à simuler un plateau légèrement concave, tandis que la troisième ondée (tricrotisme) est moins marquée et située plus bas.

Lorain signale outre ce polycrotisme du pouls, une grande

(1) Le pouls, ses variations et ses formes diverses dans les maladies, 1870.

amplitude, avec sommet large et arrondi qu'on rencontre souvent, ainsi qu'un tremblement spécial, une irrégularité qui indique l'ataxie du cœur. Lorain signale également, dans les cas ou un état aigu se greffe sur un état saturnin chronique, des palpitations avec irrégularités et intermittences, mais sans bruits anormaux du cœur ; il résulterait de là, dit-il, que le Plomb attaque le cœur directement et qu'il y a une cardiopathie saturnine. Ou bien l'on peut supposer aussi une action spéciale du Plomb sur le nerf pneumogastrique ; on ne saurait, en effet, expliquer autrement cette ataxie accidentelle et transitoire du cœur, sans signes de lésion anatomique de cet organe.

Enfin je trouve dans Lorain une curieuse observation où la forme caractéristique du tracé sphygmographique a aidé certainement au diagnostic douteux de l'intoxication plombique.

De la péricardite d'origine saturnine. — Après les lésions du cœur et celles des vaisseaux, il me reste à signaler celles que l'intoxication saturnine chronique amène du côté du péricarde. L'altération du péricarde chez les saturnins est un fait bien constaté ; je la trouve déjà signalée dans la clinique d'Andral où il rapporte une observation de péricardite accompagnant une hypertrophie du cœur chez un saturnin. Duroziez signale la fréquence des altérations du péricarde dans le saturnisme, ainsi que l'abondance des plaques laiteuses qu'on y rencontre. Il est probable que ces péricardites surviennent d'ordinaire dans le cours des cardiopathies, cependant elles peuvent exister seules et sans complication d'affection cardiaque. De même que les affections cardiaques et vasculaires dans le saturnisme, la péricardite affecte surtout la forme chronique et s'établit très-lentement ; souvent même son existence n'est révélée que par l'autopsie.

Cependant la péricardite peut affecter une forme aiguë et

même il peut se faire plusieurs poussées aiguës (comme on peut le voir dans l'observation 7, que j'ai empruntée à la thèse d'agrégation de Renaut).

Leudet cite 4 observations très-intéressantes, avec autopsie à l'appui, de péricardite chez des saturnins. Chez 2 d'entre eux les lésions n'étaient que des adhérences celluleuses, générales dans un cas, partielles dans l'autre cas ; et 2 fois elles consistaient en une péricardite hémorrhagique ; dans un de ces cas, les plaques laiteuses anciennes existaient avec des pseudo-membranes récentes et molles, indiquant ainsi deux lésions d'âge différent ; dans l'autre, le péricarde contenait du sang et des fausses membranes molles.

Si on rapproche ces 2 observations de péricardite hémorrhagique de celle qui est citée par Andral, on voit que cette forme de péricardite hémorrhagique est relativement fréquente dans l'intoxication saturnine chronique.

RÉSUMÉ.

Les cardiopathies d'origine saturnine existent ; on ne saurait se prononcer d'une manière exacte sur leur fréquence, parce que l'on rencontre souvent chez les saturnins d'autres causes, telles que le rhumatisme, l'alcoolisme, la goutte, qui sont également capables de produire les mêmes lésions. Ces cardiopathies sont une cause assez fréquente de mort dans le saturnisme.

La forme de lésion du cœur, la plus fréquente chez les saturnins, consiste en une hypertrophie et surtout en une hypertrophie concentrique du ventricule gauche : les causes de cette hypertrophie sont multiples, leur mode d'action est très-varié.

Les lésions des orifices causées par le saturnisme consistent le plus généralement soit en une lésion mitrale, conséquence de l'hypertrophie, soit en une altération sigmoïde dépendante de l'athérome. Souvent c'est un souffle anémique qui passe progressivement à l'état de souffle organique, lequel peut repasser à l'état de souffle anémique, puis disparaître.

Quand on soigne un saturnin, il faut toujours s'informer de l'état du cœur, car très-souvent la lésion ne se manifeste à l'extérieur par aucun symptôme. — Bénignité relative des cardiopathies saturnines.

Contrairement à l'hypertrophie du cœur, on a signalé des cas où, à l'autopsie, on a trouvé une véritable atrophie de cet organe.

Quand le souffle cardiaque est dû à l'anémie, il s'accompagne presque toujours d'un souffle carotidien.

L'athérome n'est pas rare chez les saturnins ; il ajoute beaucoup à la gravité du pronostic. Cette lésion présente ceci de remarquable, c'est qu'elle apparaît à un âge très-peu avancé.

Le pouls devient accéléré quand le saturnin est porteur d'une lésion cardiaque; on rencontre très-souvent, dans ce cas, un double bruit de souffle dans les vaisseaux. Il existe un tracé sphygmographique spécial au saturnisme et qui est représenté par un tricrotisme.

Le saturnisme produit des péricardites le plus souvent chroniques, affectant quelquefois une forme aiguë.

Obs. I (personnelle). — Athérome et lésion mitrale.

Rouvière (Charles), peintre en bâtiments, âgé de 23 ans, entré le 10 novembre 1877, hôpital Lariboisière, salle Saint-Henri, n° 13, service de M. Aug. Ollivier.

Père âgé de 63 ans, est asthmatique ; mère âgée de 53 ans, sujette à des douleurs névralgiques ; trois frères et deux sœurs bien portants.

A toujours exercé, depuis l'âge de 10 ans, la profession de

peintre en bâtiments ; bons antécédents hygiéniques ; aucun antécédent syphilitique ; très-sobre, boit en moyenne 1 litre de vin par jour.

A l'âge de 8 ans, il a été sujet à une vive frayeur, et depuis cette époque jusqu'à l'âge de 14 ans, il a été pris d'attaques qui étaient marquées par des convulsions cloniques, attaques qui, au début, se renouvelèrent deux fois par jour en moyenne et survenaient à la moindre contrariété ; de 14 à 18 ans encore, quelques rares attaques et à partir de cette époque elles ont totalement disparu, mais le malade est encore sujet volontiers à des terreurs et à des hallucinations.

En 1870, pendant le siége, il a ressenti des douleurs lancinantes occupant surtout les membres inférieurs, mais très-faibles dans les bras ; ces douleurs siégeaient dans la continuité des membres, surtout dans l'épaisseur des muscles de la cuisse, mais sont restées tout à fait étrangères aux articulations ; ces douleurs ont été assez fortes pendant un moment pour le forcer au repos ; tout disparut au bout d'un mois.

Il y a huit mois, le malade a eu une première attaque de coliques de plomb, qui n'a duré qu'une huitaine de jours.

Il y a sept jours, il a été repris de coliques violentes, avec vomissements abondants et constipation opiniâtre, et le 10 novembre le malade entre à l'hôpital.

Etat actuel. — Constitution débile ; face pâle et amaigrie ; blépharite chronique aux deux yeux, avec chute presque totale des cils, cette blépharite date de l'enfance ; rien du côté de la vue ; teinte jaunâtre de la peau ; tremblement léger des mains et de la langue.

Bouche sèche ; liseré caractéristique et très-marqué des gencives, déchaussement des dents ; langue blanche, anorexie, vomissements, constipation très-opiniâtre ; douleur abdominale soulagée par la pression. — Foie et rate normaux.

Rien dans les urines.

Rien du côté de l'appareil respiratoire ni du côté du système nerveux.

Le cœur et les artères battent avec force ; à la percussion, le volume du cœur est normal ; à l'auscultation, de temps en temps le grand silence diminue notablement, et deux ou trois pulsations cardiaques se suivent d'une façon rapide ; bruit de souffle au premier temps et à la pointe ; rien à l'auscultation des vaisseaux.

Pouls fort, vibrant, présentant de distance en distance comme le cœur quelques irrégularités ; on sent très-nettement au toucher les artères radiales dures, roulant sous le doigt et présentant tous les caractères des artères athéromateuses ; on constate la même chose pour les artères fémorales.

Pas de troubles de myotilité ni de sensibilité.

Le malade sort l'hôpital aussitôt après la guérison de ses coliques.

Obs. II. — Athérome, hypertrophie du cœur ; autopsie.

Cette observation est de M. Duroziez (*Gazette des hôpitaux*, 1869).

M..., 67 ans, ancien apprêteur de soies teintes (on emploie la litharge, entre le 24 janvier 1868, n° 22, salle Saint-Jean-de-Dieu (hôpital de la Charité), meurt le 27 janvier 1868.

Soldat de 22 à 24 ans, puis de 30 à 38 ans; apprêteur de soies teintes de 24 à 30 ans, puis de 38 à 44 ans ; il entre à Bicêtre de 44 à 47 ans.

Il a toujours été d'une santé délicate, cependant bien portant jusqu'à 20 ans.

C'est à partir de son travail dans l'apprêt des soies qu'il commença à être malade. Les coliques ne le quittèrent pas, pendant une période de six ans, puis disparurent pendant son second congé ; étant au service, il n'entra pas une fois à l'hôpital,

A 38 ans, les coliques le reprennent aussitôt qu'il touche de nouveau à la litharge, et se compliquent de faiblesse des jambes et de tremblement des bras.

Il entre à Bicêtre, à demi-paralysé depuis un an ; le tremblement disparaît, remplacé par des douleurs articulaires généralisées, qui disparaissent elles-mêmes.

Les palpitations, qui datent de l'âge de 38 ans, disparaissent assez vite, pour ne se montrer de nouveau qu'au commencement de ce mois, avec l'oppressien et l'œdème des jambes.

Nous examinons le malade le 26 janvier, veille de sa mort.

Il est pâle, assis sur son lit, il a les lèvres et les mains violacées ; les jugulaires sont grosses et battent ; elles sont énormes pendant la toux qui est presque continuelle.

Le cœur mesure 15 centimètres en hauteur sur 20 en largeur.

On sent des battements dans le creux épigastrique et sur toute la surface du cœur. La pointe ne se détache pas.

Le pouls radial est très-petit et fréquent.

Au niveau de la base du cœur, on entend un double frottement rude; peut-être à la pointe y a-t-il un souffle, mais si bref, si rapide, qu'il est difficile de l'affirmer.

Nulle part il n'y a un souffle facile à distinguer. On entend des râles sous-crépitants fins.

Les jambes sont œdématiées jusqu'aux plis des aines ; les mains et la figure sont sèches ; le ventre est un peu développé; l'intelligence est intacte.

Autopsie faite le 29 janvier 1868, par M. Cornil, professeur agrégé près la Faculté de médecine.

Cœur. Le cœur est gros, hypertrophié, non dilaté, ferme, résistant. Rien de notable du côté du péricarde.

L'oreillette droite est large.

La tricuspide présente quelques épaississements, l'orifice mesure 15 centimètres.

Le ventricule droit, peu saillant, peu développé, a des parois de 8 à 10 millimètres d'épaisseur.

L'artère pulmonaire paraît à peu près saine, dilatée cependant ; l'orifice pulmonaire a 10 centimètres de circonférence, les valvules sont très-développées. Dans une des divisions de l'artère pulmonaire, on trouve un bouchon datant évidemment de quelques heures avant la mort.

L'oreillette gauche présente une surface opaline. La mitrale à peu près saine joue bien sous l'eau. L'orifice mesure 115 millimètres.

Le ventricule gauche a des parois de 15 à 20 millimètres d'épaisseur, avec une cavité peu développée.

L'orifice aortique sain mesure 85 millimètres.

L'aorte est large dans toute son étendue, athéromateuse, souple cependant. Les crurales présentent la même apparence.

Poumons. Noyaux nombreux d'apoplexie ; quelques points crétacés.

Abdomen. Péritonite généralisée, purulente.

Foie, *rate*, *intestin* à peu près normaux.

Cerveau non examiné.

Reins. Remplis de kystes et d'infarctus.

Vessie. Renferme quelques fins graviers.

L'articulation métatarso-phalangienne d'un des gros orteils ouverte ne présente rien de notable.

Obs. III (personnelle). — Lésion mitrale.

François (Augustin), 35 ans, entré le 19 mai 1877, salle Saint-Henri, n° 33 bis, hôpital Lariboisière, service de M. Aug. Ollivier. Exerce la profession de chaudronnier.

Très bons antécédents héréditaires ; son père vit encore, sa mère est morte, il ignore de quelle maladie, il a quatre frères qui jouissent d'une très-bonne santé.

Quant à lui, il n'a jamais fait de maladies d'aucune nature, n'a jamais eu de rhumatisme.

Nous ne trouvons également aucun antécédent syphilitique ni alcoolique : dans la journée il ne boit que très-peu de vin, jamais de bière ni autres liqueurs alcooliques.

Il y a environ trois mois, il a ressenti de vives douleurs abdominales surtout péri-ombilicales, en même temps il a eu de la diarrhée ; ces phénomènes ont persisté jusqu'à présent ; la diarrhée n'est pas constante, elle alterne avec la constipation.

C'est à ce moment qu'il s'est aperçu de palpitations de cœur ; en marchant vite il se sent oppressé et est forcé de s'arrêter ; il n'avait jamais rien ressenti de semblable auparavant.

Environ un mois après le début de ses douleurs et de ses palpitations, il a commencé à trembler des mains, la parole est devenue embarrassée, hésitante, il entendait moins bien et sa vue s'est affaiblie. Tous ces différents phénomènes sont apparus en même temps, il y a environ deux mois.

Il y a six semaines, les coliques persistant, il consulta un médecin qui le fit purger, lui ordonna un bain de Barèges ; en même temps lui fit appliquer un emplâtre de thapsia sur la poitrine pour calmer l'oppression.

Etat actuel. — En entrant à la salle Saint-Henri, le malade n'avait pas d'appétit, il ressentait des coliques et avait de la diarrhée ; aujourd'hui tous ces phénomènes sont disparus.

La langue est saburrale, les gencives présentent sur leur bord le liseré caractéristique des saturnins ; le ventre n'est plus douloureux, les selles sont régulières.

Les pupilles sont légèrement dilatées, mais la vue est redevenue presque normale ; il y a encore un peu de surdité, bien moins qu'il y a deux mois. La parole est hésitante, il y a un léger degré de bégaiement, la langue présente un léger tremblement.

Les membres thoraciques et abdominaux ont conservé toute l'apparence d'une force musculaire asssez développée, toutefois le malade accuse un certain degré de perte de force.

La marche est moins facile qu'autrefois, les membres inférieurs moins solides. Il y a de l'œdème derrière les malléoles et de l'œdème au fourreau de la verge.

L'examen des poumons ne donne rien à la palpation ni à la percussion ; à l'auscultation, râles sibilants et ronflants dans toute l'étendue des deux poumons ; crachats assez abondants et spumeux.

Les battements du cœur sont réguliers, ni lents ni précipités ; mais le bruit systolique est remplacé à la pointe par un souffle très-intense en jet de vapeur, dont le summum s'entend à gauche sous le mamelon.

Le jour de son entrée nous avons constaté la présence d'un léger nuage d'albumine dans les urines ; celles-ci sont claires et très-abondantes.

Les coliques et la diarrhée n'ayant pas reparu, le malade quitte l'hôpital.

Les trois observations qui suivent sont de M. Duroziez (1).

Obs. IV.

En juin 1869, nous rencontrons le nommé S..., âgé de 24 ans, qui a travaillé au blanc de céruse. Jamais il n'a été malade. Nous trouvons néanmoins les signes d'une insuffisance, un double souffle crural et des bruits chlorotiques.

(1) Bruits cardiaques et vasculaires dans l'intoxication saturnine. Gaz. des hôpitaux, 1869.

Obs. V.

En juin 1868, nous observons le nommé G..., âgé de 63 ans, il est peintre en bâtiments depuis l'âge de 20 ans. Les jambes sont enflées, on trouve de l'albumine en grande quantité. Le cœur mesure 11 sur 17; on entend un double bruit rude, soufflant, qui se prolonge dans les carotides. Le double souffle crural est parfaitement net.

Obs. VI. — Hypertrophie, péricardite.

V..., 25 ans, entre à la salle Sainte-Agnès (Hôtel-Dieu), service de M. Gueneau de Mussy, le 22 octobre 1869. Il est peintre en bâtiments depuis l'âge de 10 ans. Il a eu des convulsions fréquentes étant enfant, la fièvre typhoïde à 8 ans, la varioloïde à 10 ans. Il n'a plus fait d'autres maladies jusqu'au printemps dernier; il eut alors de fortes coliques et des douleurs qui envahirent la continuité des membres et des jointures. Il se rétablit et reprit ses travaux, n'ayant plus que quelques coliques sourdes; mais il dut s'arrêter de nouveau le 19 octobre. Nous le trouvons courbaturé et souffrant vivement de ses coliques. Le pouls est à 84, développé, vibrant, comme celui de l'insuffisance aortique. Les carotides battent modérément; la secousse est plus sensible pour la main que pour l'œil. Les crurales repoussent vivement le doigt. Le creux épigastrique est soulevé avec énergie. On ne note pas de battements du cœur, ni de la pointe, en rapport avec la force des battement des artères; on le sent même avec difficulté.

Le cœur est dilaté et mesure 12 centimètres de haut sur 14 de large. On n'entend aucun souffle; mais les claquements sont forts et dédoublés, décomposés. On entend quatre claquements au lieu de deux; dans les sous-clavières on perçoit deux claquements et des bruits continus. Le double souffle intermittent crural est constant et parfaitement net. M. Gueneau signale un peu d'œdème aux jambes. Les conjonctives sont jaunes. Le foie est petit. L'urine est un peu colorée. Traitée par l'acide nitrique, elle ne présente aucune trace d'albumine; le diaphragme salin est très-mince; une teinte d'un brun foncé se montre au point de contact de l'acide et de l'urine. Les bulles de gaz sont peu abondantes.

M. Gueneau de Mussy admet de la péricardite et prescrit un vésicatoire. Il y a donc, selon lui, une lésion organique. La rapporte-t-il à l'intoxication saturnine?

Obs. VII. — Péricardite.

Cette observation est empruntée à la thèse de M. Renaut.

Barbier (Pauline), 29 ans, couturière, entrée le 15 avril 1873, salle Sainte-Claire, n° 18, service de M. Vulpian.

Les antécédents héréditaires du sujet sont les meilleurs. Sa mère est morte à la suite d'une couche. Son père, ses frères et sœurs, au nombre de six se portent bien.

Le sujet, vers l'âge de 14 ans, paraît avoir été atteint d'une fièvre typhoïde. Réglée à 15 ans, elle a eu comme troubles menstruels quelques écoulements leucorrhéiques. Avant son mariage, la malade aurait eu quelques attaques d'hystérie. Mariée à 26 ans, elle a eu un enfant qu'elle a nourri pendant sept mois. Depuis sept mois seulement elle n'allaite plus.

Depuis trois mois environ, la malade se sent moins de goût au travail. Le fonctionnement de sa machine à coudre la fatigue plus que de coutume. Ses jambes n'ont plus leur énergie habituelle. Peu à peu, elle devient apathique, perd ses forces La fièvre apparaît peu intense d'abord, accompagnée de sueurs profuses. Pas de toux, pas d'hémoptysie.

Cet état va s'aggravant; des vomissements de matières filantes font bientôt leur apparition. La malade garde le lit. Elle s'aperçoit alors que ses jambes enflent, surtout au niveau des malléoles. Cet œdème est douloureux. Il ne dure que trois ou quatre jours.

C'est alors que la malade ressentit dans l'abdomen des douleurs (coliques), qui eurent bientôt acquis une violence extrême. Elles étaient plus intenses que celles de l'enfantement, lancinantes, allant s'irradier jusque dans le dos, les lombes. Les jambes, les bras, les doigts surtout étaient le siége d'élancements insupportables. La pression sur le ventre augmentait la douleur. Pas d'ictère.

Cet état se prolonge plusieurs semaines sans rémissions. L'insomnie était presque absolue. Ajoutez à cela une anorexie complète, des vomissements fréquents, bilieux, une constipation opiniâtre.

Un médecin consulté prescrit des purgatifs, des lavements. Sous l'influence de ce traitement il y eut des selles dures, noires, peu abondantes.

Après ces évacuations, les coliques s'atténuent légèrement, mais aussitôt la constipation reparaît, il faut de nouveaux purgatifs.

Il y a six semaines environ, la malade fut prise subitement d'une douleur violente dans la région mammaire gauche. Cette douleur était continue, térébrante, se prolongeant jusque dans le dos. La pression la rendait insupportable. Elle était accompagnée de fièvre et d'une dyspnée extrêmement intense, mettant la malade sous le coup d'une suffocation imminente et l'obligeant à se tenir constamment assise sur son lit. Les battements cardiaques étaient tumultueux, rapides, retentissants.

Le ventre et la région épigastrique n'étaient pas tuméfiés

Un médecin appelé ordonna l'application d'un vésicatoire à la région précordiale.

Au bout de trois jours, l'orthopnée cesse, la douleur cesse également et n'est plus produite par les mouvements respiratoires.

Au bout de dix jours, tout est reutré dans le calme normal. Mais bientôt les coliques signalées plus haut reviennent. La constipation est toujours opiniâtre. La malade ne va à la garde-robe que tous les huit jours, sous l'influence de lavements répétés. Les vomissements continuent.

Il y a trois semaines environ, tout à coup la malade est prise, le soir, dans son lit, d'une douleur extrêmement violente siégeant dans tout le ventre. Cette douleur était telle qu'elle provoqua l'apparition de sueurs abondantes, de bourdonnements d'oreille, d'éblouissements, de vertiges, une syncope semblait imminente. La malade se tenait assise sur son lit, ployée en deux, les mains appliquées sur le ventre où elle sentait très-bien les mouvements désordonnés de ses viscères. Tout à coup il lui sembla que quelque chose se déplaçait et toute douleur disparut. Epuisée par cette douleur, la malade s'endormit quelque temps.

Le lendemain un lavement amena les selles : la constipation durait depuis quatre jours.

La malade se sentant mieux put se lever ; mais au bout de trois à quatre jours, elle fut obligée de s'aliter de nouveau.

Les vomissements bilieux, longtemps après les repas, le matin surtout, la constipation, les douleurs abdominales, la sensation de picotements, de brûlure à la région de l'estomac reprennent leur marche antérieure. La malade se décide à entrer à l'hôpital.

Etat actuel.—La malade paraît abattue, profondément anémique. Elle répond lentement, d'une voix faible, aux questions qu'on lui pose. L'interrogation qu'on lui fait subir semble la fatiguer. La face, pâle d'ordinaire, est un peu rouge ce soir. Du reste, il y a un peu de fièvre, la peau est chaude, on compte 98 pulsations. Les yeux sont cernés, un peu enfoncés ; les joues sont amaigries. Les muqueuses ont une couleur de cire, la sclérotique est jaunâtre.

La malade dit avoir beaucoup maigri. Tout le tégument cutané est un peu jaune, la malade se serait aperçue de ce changement depuis trois semaines environ.

Fonctions digestives. — La langue n'est recouverte d'aucun enduit ; la bouche ne porte pas traces d'inflammations ulcéreuses. L'anorexie est à peu près complète : il y aurait même un peu de malacia. L'ingestion des aliments ne provoque pas de douleurs, mais de la gêne et des pesanteurs, les digestions se font avec lenteur. Il y a des vomissements quotidiens, consistant en un liquide clair, un peu acide, ou bien en bile.

En ce moment, les douleurs dans le ventre sont nulles. La malade n'est pas allée à la garde-robe depuis huit jours. Si on la palpe, on sent quelques petits paquets de matières fécales. L'estomac ne paraît pas dilaté. Il est le siége de douleurs qui donnent des sensations diverses.

L'insomnie est fréquente. Le sommeil est interrompu souvent par des cauchemars qui réveillent la malade.

Circulation normale. Bruit de souffte continu dans les vaisseaux du cou. Rien d'anormal dans les organes respiratoires. Foie augmenté de volume. Rate normale.

Le toucher vaginal ne présente rien de particulier. Ses règles du reste viennent régulièrement, le sang en est pâle. Examiné au microscope, il montre un nombre anormal de globules blancs.

18 avril. — En ouvrant la bouche de la malade, on est frappé de la présence d'un liseré bleuâtre. Interrogeant alors la malade attentivement sur sa façon de vivre, on apprend qu'elle buvait de la bière et que depuis quelque temps cette

bière déterminait des douleurs après son ingestion. La mère aurait été atteinte par des accidents analogues à ceux qu'elle-même présente aujourd'hui.

17 avril. Douleurs musculaires et articulaires toute la nuit.

20 avril. La malade a été prise d'une douleur très-vive à la région précordiale. Elle n'a eu ni excitation ni délire. La malade est fort abattue.—Vésicatoire.

21 avril. Bruit de frottement à la base. Huit sangsues.

23 avril. Le frottement est moins net. Il disparaît par intervalles. En même temps, étourdissements. Battements dans la tête. Douleurs dans la région mammaire s'irradiant dans l'épaule. Palpitations fréquentes et fatigantes. Un peu de toux.

27 avril. Etat fort amélioré, moins de douleurs. Le frottement est très-net aux deux temps.

1er mai. Frottements très-modifiés. Le liséré des gencives a diminué. Taches noires sur la langue et la muqueuse buccale.

4 mai. Le bruit de la base doit être maintenant attribué à un souffle intra-vasculaire. De plus, à la pointe il existe un souffle, mais moins net.

Sort le 17 mai 1874, encore anémique. Le liséré persiste.

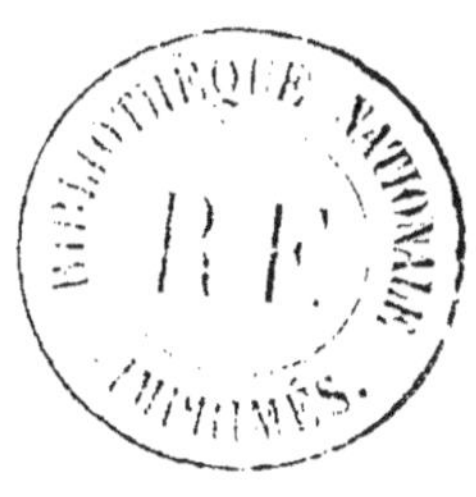

Paris. — A. PARENT, imprimeur de la Faculté de Médecine, rue M.-le-Prince, 29-31.

www.ingramcontent.com/pod-product-compliance
Lightning Source LLC
LaVergne TN
LVHW050502160826
845677LV00003B/895

* 9 7 8 2 3 2 9 6 5 7 1 1 0 *